BEI GRIN MACHT SICH IHR WISSEN BEZAHLT

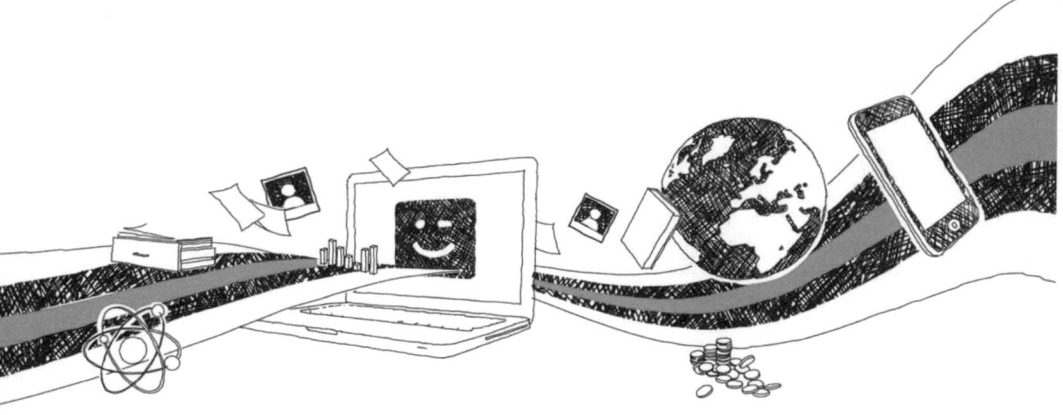

- Wir veröffentlichen Ihre Hausarbeit,
  Bachelor- und Masterarbeit

- Ihr eigenes eBook und Buch -
  weltweit in allen wichtigen Shops

- Verdienen Sie an jedem Verkauf

Jetzt bei www.GRIN.com hochladen und kostenlos publizieren

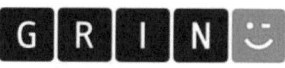

Thomas Keck

DRG - Fluch oder Segen?

GRIN Verlag

Bibliografische Information der Deutschen Nationalbibliothek:

Die Deutsche Bibliothek verzeichnet diese Publikation in der Deutschen National-
bibliografie; detaillierte bibliografische Daten sind im Internet über http://dnb.d-
nb.de/ abrufbar.

Impressum:

Copyright © 2011 GRIN Verlag GmbH
Druck und Bindung: Books on Demand GmbH, Norderstedt Germany
ISBN: 978-3-656-21717-6

Dieses Buch bei GRIN:

http://www.grin.com/de/e-book/195685/drg-fluch-oder-segen

GRIN - Your knowledge has value

Der GRIN Verlag publiziert seit 1998 wissenschaftliche Arbeiten von Studenten, Hochschullehrern und anderen Akademikern als eBook und gedrucktes Buch. Die Verlagswebsite www.grin.com ist die ideale Plattform zur Veröffentlichung von Hausarbeiten, Abschlussarbeiten, wissenschaftlichen Aufsätzen, Dissertationen und Fachbüchern.

Besuchen Sie uns im Internet:

http://www.grin.com/

http://www.facebook.com/grincom

http://www.twitter.com/grin_com

Schule für Gesundheits- und Krankenpflege
III.13 Wirtschaftliche Rahmenbedingungen
Vergütungssysteme im Krankenhausbereich
2. Ausbildungsjahr

DRG – Fluch oder Segen?

Martin Keck

Kurs: 2009/2012

Inhaltsverzeichnis

1. Einleitung

Hinsichtlich der bevorstehenden mündlichen Prüfung des
Fachbereiches wirtschaftliche Rahmenbedingungen habe ich mich mit
dem Themenfeld des DRG-Systems auseinander gesetzt. Da sich das
DRG-Systems als aktuell verpflichtendes Bezahlsystem aller
Krankenhäuser durchgesetzt hat, finde ich betrifft mich als
Auszubildender der Gesundheits- und Krankenpfleger dieses System
auch. Ich habe mich mit diesem Thema befasst, um zu verstehen, wie
ein Krankenhaus insbesondere das Krankenhaus Düren wirtschaftet.
Dazu habe ich mich umfassend im Internet und mit einer Quelle
beschäftigt und zudem mit der Stationsleitung der Gynäkologie über
das DRG-System geredet, um im Laufe meiner Hausarbeit die Vor-
und Nachteile aufzuzeigen. Dazu werde ich mich als erstes um die
Theoretischen Grundlagen kümmern und die geschichtliche
Entwicklung, um ein umfassendes Grundverständnis zu bekommen.
Des Weiteren werde ich kurz anschneiden wie die DRG´s berechnet
werden anhand eines Beispiels.
Als letztes werde ich dann Thesen ansprechen die entweder für oder
gegen das DRG-Systems sprechen und die Auswirkungen für
Krankenhäuser bedeuten können. Am Ende wird man dann erfahren,
ob sich das DRG-System noch in der Entwicklung befindet oder schon
sehr ausgereift ist.

2. Theoretische Grundlagen des DRG- Systems

2.1 Definition DRG:

Der Begriff DRG (Diagnosis Related Groups) oder im Deutschen „Diagnosebezogene Gruppen" beinhaltet ein neues Vergütungssystem für stationäre Leistungen in Krankenhäusern. Ziel dieses Vergütungssystem ist ein Gleichgewicht zwischen optimaler Versorgung und kürzeren Liegezeiten von Patienten zu schaffen. Das Prinzip besteht darin, Patienten mit ähnlichen Diagnosen bestimmten Gruppen zuzuweisen und dann pauschal, nicht wie vorher nach der Liegezeit des Patienten zu berechnen. Stationäre Fälle sollen zusammengefasst werden die medizinisch, therapeutisch und vom wirtschaftlichen Aspekt her ziemlich ähnlich sind.

2.2 Geschichtlicher Ursprung der DRG´s

An der Yale Universität in den USA wurden die DRG´s vor etwa 30 Jahren entwickelt mit dem Ziel der betrieblichen Leistungssteigerung, indem man die Qualität und die Kosten in ein sinnvolles Verhältnis setzt. Das Ergebnis war, dass die Kostenträger nun zum ersten Mal eine durchsichtige Übersicht über die Leistungen in Krankenhäusern hatten und man konnte die einzelnen Krankenhäuser untereinander besser vergleichen. Der erste Einsatz dieser Abrechnungsgrundlage wurde 1983 in Australien für Rentner durch das Gesundheitsministerium durchgeführt, zur Eingruppierung von Versicherten über 65 Jahren. Die Idee einer pauschalen Vergütung entstand und das DRG – System wurde in Kanada, Australien und einigen europäischen Ländern eingesetzt (vgl. Hollik und Kerres, 2005)

Ein Vertrag über die Nutzung der DRG´s in Deutschland wurde im Jahr 2000 mit Australien abgeschlossen und auf deutsche Verhältnisse angepasst. So wurden aus den AR-DRG´s die G-DRG´s.
Ab dem 01.01.2003 lösten die DRG´s alle bisherigen Entgeldsysteme, wie zum Beispiel Sonderentgelte oder Basispflegesätze ab und ab dem 01.01.2004 wurde dieses DRG-System verpflichtend für ambulante und stationäre Pflegeeinrichtungen
(vgl. KHG § 17B).

Ausgenommen von der Abrechnung über DRG´s sind Psychosomatische Einrichtungen und die Psychiatrie, da die Patienten meist einen sehr langen Aufenthalt haben und man diese nicht nach Diagnose-spezifischen Fallpauschalen abrechnen kann. Dort wird noch über Pflegesätze abgerechnet.

2.3 Aufbau der DRG´s

Die Absicht bei der Entwicklung von DRG´s war es, Patientengruppen mit ähnlichen Kosten zusammenzufassen und pauschal abzurechnen. Die Anordnung der DRG´s besteht aus einem vierstelligen Code, einem Großbuchstaben, einem zweistelligen Code und endet mit einem Großbuchstaben. Die Daten eines Patienten also Hauptdiagnose, Nebendiagnose, Therapie, Alter, Liegedauer und ggf., Beatmung, Neugeborenen Gewicht und Entlassungsart müssen vorliegen und werden dann in den so genannten Grouper eingetragen, welcher dann die DRG berechnet. Der Grouper ist ein lizensiertes Computerprogramm.

Ein Beispiel zur Verdeutlichung wäre eine Patientin, welche stationär aufgenommen wird mit einer Appendizitis und anschließender Operativer Entfernung des Appendix. Die Patientin ist 25 Jahre alt und ist weder Pflegebedürftig noch hat sie irgendwelche Nebendiagnosen. Der Codier Schlüssel dieser Patientin ist: G 02 Z

Zunächst einmal wird die erste Diagnose, also die Hauptdiagnose festgestellt, welche zum stationären Aufenthalt geführt hat. Diese besteht aus 23 MDC´s (Major Diagnostic Categories) oder anders Hauptdiagnose Kategorien, die sich auf die Anatomie des Körpers und den wichtigsten Organen innerhalb des Körpers beziehen. Zu jeder Hauptdiagnose gehört ein Code, welcher sich in alphabetischer Reihenfolge an den MDC-Nummern orientiert, also im genannten Beispiel bezeichnet der erste Buchstabe G des Codier Schlüssels eine Erkrankung der Verdauungsorgane.
Diese Unterteilung wird nun in Unterkategorien, den sogenannten Sub-MDC´s weiter aufgeteilt. Die Ziffer 01-39 umfassen chirurgische und operative DRG´s, wie in dem Beispiel angesprochene operative Entfernung des Appendix mit der 02 bezeichnet. Die Ziffern 40-59 umfassen nicht-operative Prozeduren wie beispielsweise die stationäre Therapie von einem Patienten mit einer Pneumonie. Die Zahlen 60-99 bezeichnen medizinische Behandlungen beispielsweise eine Antibiotika-Therapie.

Zusammen bilden die MDC´s und die Sub-MDC´s die Basis-DRG. Es ergeben sich insgesamt 409 Basis-DRG´s aus der vorher genannten Kombination.

Der letzte Schritt ist die Erfassung des Schweregrades. An letzter Stelle des Codier Schlüssels steht der Buchstabe Z, welcher für keine Nebendiagnosen und keinen Ressourcenverbrauch darstellen. Der höchste Verbrauch an Ressourcen und sehr schwerwiegenden

Begleiterscheinungen wird mit dem Buchstaben A bezeichnet. Jede dokumentierte Nebendiagnose wird nach ihrem Ressourcenverbrauch auf einer fünfstufigen Skala eingestuft, der so genannten „Complication and Corbidity Level" kurz CCL. Unterteilt werden diese Schweregrade in ansteigender Zifferngröße von 0-4 die größer werdende Komplexität der Behandlung zeigt.

Daraus ergibt sich der PCCL, woran erkenntlich wird wie viele Sachkosten und Personalkosten der Patient zusätzlich zu seiner Hauptdiagnose wahrscheinlich verbraucht.

2.4 Vergütung für den Behandlungsfall

Mit der Einführung der DRG´s hat sich die Abrechnung von Krankenhausleistungen nachhaltig verändert. Nicht nur die Verwaltung ist hierfür zuständig, sondern auch der ärztliche Dienst. Die Verwaltung oder das Management ist für den Datenaustausch zuständig, während der ärztliche Dienst für die korrekte Kodierung der erbrachten Leistungen zuständig ist. Die medizinische Phase umfasst die kodierten Diagnosen und Prozeduren. Die Administrative Phase umfasst den Datenaustausch mit dem Kostenträger und der Analyse der Kostensituation durch das Controlling.

Die heutige Vergütung eines Behandlungsfalles berechnet sich aus dem Basisfallwert, dem Relativgewicht und einem Zuschlag.

Der Basisfall ist der durchschnittliche Fallwert als Mittelwert aller stationären Behandlungen (vgl. Hollik und Kerres). Der Basisfallwert ist Krankenhaus Düren beträgt 2895,00 Euro.

Das Relativgewicht zeigt den durchschnittlichen Personal- und Sachkostenverbrauch des jeweiligen Falles in Bezug auf den Basisfall an, also jeder DRG ist eine Zahl zugeordnet beispielsweise eine 2 für hohen Personal- und Sachkostenverbrauch.

Als letztes ergibt sich je nach Behandlungsfall gegebenenfalls noch ein bestimmter Zuschlag beispielsweise für eine Intensivbehandlung.

Die Vergütung berechnet sich also wie folgt:

Basisfallwert x Relativgewicht (+ Zuschlag) = Vergütung

Im vorher genannten Beispiel würde die Vergütung in etwa so aussehen:

2895,00 Euro (Basisfallwert im KKD) x 0.8 (Relativgewicht als die DRG wäre 0.8) = 2316,00 Euro für die Behandlung der Patientin mit Appendizitis.

3. Auswirkungen des DRG-Systems im Krankenhaus

3.1 Aufgaben des Managements

Durch die DRG-Einführung entsteht ein starker Wettbewerb der Krankenhäuser untereinander. Statistiken besagen die stationäre Verweildauer in den Krankenhäusern sei erheblich länger als in anderen europäischen Ländern bei gleichzeitigem Personalstand. Von daher wird verstärkt Druck auf Krankenhausleitungen ausgeübt, welche nicht mehr als Verwaltungsorgan, sondern als Managementorgan agieren sollen. Wichtige Aufgaben dieser Managementorgane sind die Reorganisation von Arbeitsabläufen, indem man effizienter und kostengünstiger arbeitet.

Bisher wurden Krankenhäuser, welche sehr hohe Ausgaben hatten, besser vergütet als Krankenhäuser, die sparsam wirtschaften, denn diese bekamen auch weniger Geld. (vgl. Hollik und Kerres) Zukünftig sollen die Krankenhäuser mehr Geld bekommen, die mehr leisten und mit dem Ziel bessere Behandlung mit schnellerer Wirkung. Ein weiteres Kriterium ist die Qualität, denn das Krankenhaus, was zwar schnelle Behandlung angibt von Patienten, die aber mit Komplikationen wiederkommen, dann wird das Krankenhaus auch weniger Vergütung bekommen.

Also abschließend kann man sagen, ein Krankenhaus kann nur dann Gewinne erzielen, wenn man schnelle, qualitativ hochwertige Arbeit leistet und dafür nehmen in Zukunft Qualitätssicherungen und Qualitätsmanagement einen immer höheren Stellenwert ein.

Ein weiterer Punkt sind die Auswirkungen auf die Patienten im Krankenhaus. Kürzere Verweildauer im Krankenhaus hört sich in erster Linie sehr gut an, jedoch muss für eine umfassende Nachbereitung gesorgt sein. Mitarbeiter des Qualitätsmanagements müssen dafür sorgen, dass Patienten mit ambulanten Angeboten in Kontakt treten können, beispielsweise eine ältere, immobile Patientin mit der Therapie Wundheilmanagement muss in eine sichere Umgebung der ambulanten Pflege gebracht werden.

3.2 Anforderungen an die Pflegekräfte

Auf den Stationen müssen sich viele Pflegekräfte auf das neue Vergütungssystem vorbereiten, denn auch die Pflege ist im DRG-System zu berücksichtigen. Pflegeleistungen müssen berücksichtigt werden, sonst würden Krankenhäuser für Patienten mit unterschiedlichem Pflegeaufwand dieselbe Vergütung bekommen. Von daher ist es notwendig die Mitarbeiter die Wichtigkeit von

Pflegedokumentation aufzuzeigen. Inder Dokumentation wird der individuelle Pflegeaufwand eines Patientenfalls aufgezeigt und nachvollziehbar gemacht. Ein Mehraufwand. Welcher aus der Behandlung der Nebenerkrankungen resultiert, wie beispielsweise Diabetes oder Hypertonie muss in der Patientenakte genauestens dokumentiert werden. Die Eingruppierung eines Falles in eine höhergewichtige DRG-Fallgruppe hängt, wie in den Grundlagen genannt, von den Nebendiagnosen ab.

Qualitätsstandards und Pflegeplanungen stellen zudem eine Arbeitserleichterung und gegebenenfalls eine Leistungssteigerung dar. Ein letzter Punkt zu den Anforderungen an Pflegekräfte sind Schulungen, Fortbildungen und Seminare zum Thema DRG-System, um die Mitarbeiter auf dieses System vorzubereiten. So wird gewährleistet, dass das Pflegepersonal die Wichtigkeit der Dokumentation erkennt.

3.3 Eine Studie über die Auswirkungen des DRG-Systems

Viele Gegensprecher des DRG-Systems hatten ihre Thesen über unerwünschte Nebenwirkungen durch das DRG-System. Nun folgt eine Auflistung einiger Befürchtungen:

In der Literatur und in den Medien wird oft über die Gefahr der „blutigen Entlassung" diskutiert. Dies ist gegeben, wenn Krankenhäuser Patienten aufgrund kurzfristiger Kostenüberlegungen übereilt entlassen. Laut einer Studie für Qualität und Management im Gesundheitswesen kann diese These nicht belegt werden. Die Statistiken belegen zwar einen Rückgang der stationären Verweildauer eines Patienten, jedoch haben ambulante Operationen zugenommen. Langfristig würden sich Krankenhäuser damit auch keinen Gefallen tun, denn wenn Patienten sich nach kurzer Zeit mit Komplikationen wieder ans Krankenhaus wenden und nochmaliger Behandlung bedürfen, dann ist eine erneute Abrechnung derselben Diagnose nicht möglich. Zudem würde es zu einer Schädigung des Rufes der Krankenhäuser kommen. Abhilfe von dieser Gefahr würde eine Verbesserung der Überleitung vom stationären in den ambulanten Bereich bringen beispielsweise durch Kooperationsverträge zwischen dem Krankenhaus und den naheliegenden Pflegediensten. Auch im Krankenhaus Düren existieren viele solcher Kooperationsverträge mit anliegenden Pflegediensten, ambulanten Reha Zentren und ambulanten Operationen in der Tagesklinik.

Des Weiteren wurde behauptet Krankenhäuser würden sich nur die wirtschaftlich sinnvollsten Behandlungsfälle raussuchen einer so genannten „Rosinenpickerei", aber auch dies wurde nie bestätigt.

Lediglich stationäre Engpässe im Bereich Betten und Personal seien Gründe dafür Patienten abzuweisen.

Eine bestätigte Konsequenz durch das DRG-System ist die Tatsache, dass einige Krankenhäuser schließen werden müssen. Gerade in ländlicheren Gegenden mit kleineren Krankenhäusern oder solche, die nur der Grundversorgung dienen werden den Wettbewerb nicht überstehen. Dies führt gerade in diesen ländlicheren Gegenden zu längeren Anfahrtswegen und damit zu einer Verschlechterung der Notfallversorgung. Die Praxis zeigt auch heute müssen Rettungsdienste schon zu mehreren Krankenhäusern bei einem Notfall Kontakt aufnehmen um ein freies Bett zu finden. Eine Lösung gegen die Schließungen der kleineren Krankenhäuser wäre eine Kooperation zwischen den Krankenhäusern. Sie wären wirtschaftlich stärker, wettbewerbsfähiger und könnten Spezialisierungen perfektionieren, um eine bestmögliche Versorgung der Patienten zu gewährleisten.

Zusätzlich entsteht eine erhebliche Mehrbelastung der Ärzte durch die Umstellung des Dokumentationssystems und somit auch eine begründete Angst auf Patientenseite, die Ärzte könnten sich somit weniger um Patienten kümmern.

4. Fazit

Die Einführung wird und wurde in meinen Beobachtungen zwiespältig betrachtet. Auf der einen Seite erhöht sich definitiv der Wettbewerb der Krankenhäuser untereinander und die Qualität der Leistungen wird steigen. Die Krankenhäuser werden bestrebt sein, einen zufriedenen Kunden zu entlassen, denn nur so wird der Patient wiederkommen und das Krankenhaus weiterempfehlen. Aktuellstes Beispiel im Krankenhaus Düren ist der Beschwerdebogen, indem Patienten nach oder während ihres stationären Aufenthaltes die Qualität bewerten kann.
Auf der anderen Seite denke ich ein Krankenhaus kann nur dann wirtschaftlichen Erfolg haben, wenn sich die Liegezeiten der Patienten verkürzen. Zudem sollte man trotz des neuen DRG-Systems nicht vergessen, dass der Mensch im Mittelpunkt stehen muss und könnte mir vorstellen, dass durch den steigenden Kostendruck weniger diagnostische Maßnahmen erfolgen, also nur so viele wie unbedingt notwendig.

Erst wenn ein Krankenhaus den Übergang zwischen ambulanter und stationärer Versorgung fließend schafft, wird es wirtschaftlichen Erfolg haben.

Ich denke das Krankenhaus Düren hat viele Schritte für das DRG-System gemacht. Es hat viele ambulante Kooperationspartner, führt ambulante Operationen durch, damit sich die Liegezeit der Patienten zwar verkürzt, diese jedoch nicht unbehandelt nach Hause kommen.

Weiterhin verbessert sich ständig das Management, indem neue Mitarbeiter eingestellt werden, um die Ärzte zu unterstützen beim Kodieren der Behandlungsfälle.

Das DRG-System wird sich jedoch durch Reformen immer weiter entwickeln und die Zeit wird zeigen, ob sich das System bewährt oder nicht.

5. Literaturverzeichnis

Selbständig erschienene Quelle:

- Hollik, J. und Kerres, A.: Pflege im DRG-System. 2. Überarbeitete Auflage. Bahlingen: Spitta Verlag 2005

Internetquellen:

- Kantons St. Gallen: „wie bereitet sich Pflege auf DRG vor?". http://www.sbk-sg.ch/webseiten/1weiterenews/pdf/2008%20Bericht%20DRG%20Pflegerischer%20Beirat.pdf [Stand 19.05.2011]

- http://www.krankenhaus-dueren.de/155/index.html [Stand 19.05.2011]

- http://de.wikipedia.org/wiki/Diagnosebezogene_Fallgruppen [Stand 19.05.2011]

- http://drg.uni-muenster.de/index.php?option=com_content&view=article&id=12&Itemid=15 [Stand 19.05.2011]